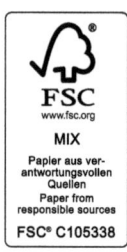

GOODBYE GEBÄRMUTTER
Ein persönlicher Bericht von Julia Dahlke

© 2015 - Julia Dahlke

ISBN: 978-3734-76-2703

Herstellung und Verlag: BoD - Books on Demand, Norderstedt

Auflage 1

Bibliografische Information der Deutschen Nationalbibliothek:

Die Deutsche Nationalbibliothek verzeichnet diese Publikation in der Deutschen Nationalbibliografie; detaillierte bibliografische Daten sind im Internet über http://dnb.dnb.de abrufbar.

Kein Teil des Werkes darf in irgendeiner Form (durch Fotokopie, digitale Kopie oder ein anderes Verfahren) ohne schriftliche Genehmigung der Autorin reproduziert oder unter Verwendung elektronischer Systeme gespeichert, verarbeitet, vervielfältigt oder verbreitet werden.

GOODBYE GEBÄRMUTTER

INFORMIERT ENTSCHEIDEN UND
GUT VORBREITET SEIN
AUF DIE ZEIT IM KRANKENHAUS

Ein persönlicher Bericht

von
Julia Dahlke

GOODBYE GEBÄRMUTTER 7

EINLEITUNG 7

WARUM ICH MICH FÜR EINE GEBÄRMUTTERENTFERNUNG ENTSCHIEDEN HABE 8

NATURHEILKUNDE - ICH BIN AN DEM MYOM GESCHEITERT 10

DARF ICH EINFACH EIN ORGAN ABGEBEN? 12

ENTSCHEIDUNGSKRITERIEN 16

KEINE KINDER MEHR – ENDGÜLTIG 17

VORBEREITUNG 20

Recherche 20
Krankenhaus auswählen 21
Verschiedene Operationstechniken zur Entfernung der Gebärmutter 23
1. Vaginale Hysterektomie 24
2. Laparoskopische Hysterektomie 24
3. Abdominale Hysterektomie 26
Nach der OP: ... und dann hab ich da ein Loch? 26
Mit oder ohne Gebärmutterhals? 28

VORBEREITUNGEN 30

5-7 WOCHEN VOR DER OP 30

Fachärztin 30
Eigenblutspende? Verpasst! 31
KRANKENHAUS-PACKLISTE 32

Was verursacht Blähungen bei mir?	39
EINE WOCHE VOR DER OP	**40**
Kein Aspirin und keine blutverdünnenden Mittel mehr	40
Unterlagen/Gespräch mit dem Partner bzw. der Familie	41
Versicherungen	42
BESUCHSREGELN	**43**
Für leichte Unterhaltung sorgen	45
Telefon und Internetverbindungen	47
Vorbereitung auf die Zeit nach dem Krankenhaus	48

DIE ZEIT IM KRANKENHAUS 49

AM TAG VOR DER OP 49

Einchecken	49
Essen	51
Vorbereitende Untersuchungen	52
Narkosevorbereitungen	53
Klistier	55
Intimbehaarung ade	58
Das Blut soll fließen ...	59
Immer schön ruhig bleiben ...	59
AM TAG DER OP	**60**

DIE OP 62

Nach der OP: Narkose, Schmerzen, Schmerzpumpe, Katheter	63
DER TAG DANACH: AUF DIE FÜßE!	**65**

DIE WOCHE IM KRANKENHAUS 66

Schmerzmittel	70
Was rein kommt, soll auch wieder raus ...	72
Tipps: Lachen, Husten, Aufstehen, Türen öffnen, Treppen steigen	73
Besuch	75

Physiotherapie	76
Entlassung aus dem Krankenhaus	77
EMPFEHLUNGEN	**78**
Der Weg nach Hause: Abholen	79
DIE WOCHE DANACH	**79**
Die Narbe	81
Und der Sex?	82
5 kg sind nicht besonders viel	83

2 MONATE NACH DER OP — 85

SPANNEND: DAS ERSTE MAL SEX — 85

NIE WIEDER MENSTRUIEREN! — 87

KÖRPERGEFÜHL – FEHLT JETZT ETWAS? — 87

HORMONE? — 88

WAR ES DIE RICHTIGE OP-METHODE? — 89

SCHLUSSWORT — 91

GOODBYE GEBÄRMUTTER

EINLEITUNG

Sie halten mit diesem kleinen Büchlein einen persönlichen Bericht über meine Gebärmutterentfernung in der Hand.

Ich hätte dieses Buch gerne vor der Operation – oder besser noch vor der Entscheidung dazu – gelesen, doch ich habe kein vergleichbares Buch gefunden. Deswegen habe ich beschlossen, selber dieses Buch zu schreiben. Es ist bewusst persönlich gehalten, denn nach meiner Erfahrung ist es so am besten möglich sich einzufühlen.

Und das halte ich für notwendig. Wenn Sie sich die Frage nach einer Gebärmutterentfernung stellen, erhalten Sie jede Menge rein medizinischer Informationen, jedoch auch nicht alle, wie sich für mich herausstellte. Vermutlich dadurch, dass sie zwar mit verschiedenen Patientinnen, aber immer wieder mit den selben

Problemen zu tun haben, denken manchmal alle Beteiligten, dass Sie z.B. bestimmte nützliche Tipps schon hätten.

Die wichtigen Prozeduren werden Ihnen sicher erläutert, doch es sind wie so oft die Kleinigkeiten, die das Leben angenehmer machen.

Ganz gleich, ob Sie selber betroffen sind oder eine Freundin, oder Sie der Partner einer betroffenen Frau sind: Hier können Sie stellvertretend meine Geschichte lesen.

Ich wünsche Ihnen, das Sie die bestmögliche Unterstützung haben: in medizinischer und insbesondere in menschlicher Hinsicht.

Hier beginnt meine Geschichte:

WARUM ICH MICH FÜR EINE GEBÄRMUTTERENTFERNUNG ENTSCHIEDEN HABE

Die Entscheidung fiel an einem Montagmorgen.

Ich hatte das Myom schon über zehn Jahre und wusste, dass es möglich wäre, das Myom zu entfernen. Meine Frauenärztin hatte es mir mehrfach vorgeschlagen, ja sogar eine Überweisung und eine Empfehlung mitgegeben. Jedoch konnte ich mich dazu nicht entschließen, sondern hatte immer das Gefühl: Warum soll ich so eine große OP machen? Vielleicht ein Organ wie die Gebärmutter aufgeben? So viele Probleme gab es doch gar nicht, auch wenn das Myom inzwischen auf eine Größe von 10 cm gewachsen war. ...

Jetzt war es mein erster Termin bei einem Chiropraktiker, einem sehr charmanten Franzosen, den ich schon mehrfach bei anderen Menschen in Aktion gesehen hatte und als ungeheuer kompetent empfand. Diesmal war ich die Patientin. Eigentlich ging es mir um ein Check-Up. Ja, ab und zu tat meine Hüfte etwas weh. Er fragte nach möglichen Erkrankungen und ich erwähnte das Myom. Bei der anschließenden Untersuchung war er völlig geschockt über die Größe und die Spannung, die es verursachte. Seine eindeutige Aussage war: „Das muss raus!" In diesem Moment wurde mir klar, wie sehr ich mich vermutlich schon an die Spannung und den Druck gewöhnt hatte. Und dass jetzt wirklich Zeit war zu handeln. Noch am selben Tag suchte ich mir zwei Krankenhäuser raus. Es war, als hätte der

Chiropraktiker die Erlaubnis gegeben, jetzt die OP zu machen. Nun war es auf einmal ganz einfach eine Entscheidung zu treffen. Und ich spürte, wie mich diese Entscheidung in dem Moment, wo ich sie getroffen hatte, sehr erleichterte.

NATURHEILKUNDE – ICH BIN AN DEM MYOM GESCHEITERT

Ich bin gescheitert. Das ärgert mich und es ist mir peinlich. Ich wollte das Myom selber „in den Griff" kriegen mit Naturheilkunde, der richtigen mentalen Einstellung und spirituellen Übungen. Fakt ist, das ist mir über zehn Jahre nicht gelungen. Nicht, dass es an Versuchen gemangelt hätte. Ich hatte gegoogelt, Ärzte und Heilpraktiker verschiedenster Ausrichtungen besucht, eine 4-wöchige Ayurveda-Reinigungskur gemacht, und nichts davon hat das Myom zum Verschwinden gebracht. Im Gegenteil – mit der Menge an Aufmerksamkeit, die ich in die Richtung lenkte, war das Myom gewachsen.

Ein Sprichwort sagt: „Verstehen kann man das Leben nur rückwärts, leben nur vorwärts." Und so nehme ich auch dem Myom gegenüber die Haltung an, dass ich – bisher – nicht verstehe, warum ich es hatte, und warum es auf all die Behandlungen nicht so reagiert hat, wie ich es mir gewünscht habe.

Mein Lernschritt hier war Demut und Annehmen, dass die Dinge manchmal nicht so laufen, wie ich es mir wünsche. Und dass das Leben trotzdem „für mich" ist, mir damit etwas Gutes zeigen will und ich darauf vertrauen soll. Ja, auch in der Entscheidung die Gebärmutter entfernen zu lassen lag eine Übung des Vertrauens – ich habe mich auf mein gutes Gefühl dazu verlassen, auch wenn die Entfernung medizinisch noch nicht „absolut" notwendig war.

Ich habe viele wohlgemeinte Ratschläge und interessante Anregungen bekommen, doch auch die Verurteilungen, die ich befürchtet hatte, wie „Du hast nicht genügend unternommen" oder „Du musst unbedingt an dem Thema Weiblichkeit/Fruchtbarkeit/… arbeiten, sonst würde so etwas nicht passieren".

Natürlich würde ich immer gerne alles „richtig" machen und ein Leben in vollster Gesundheit, perfekter Schönheit, erfüllender Arbeit und großer Weisheit führen. Doch wenn aus dem Wunsch ein Anspruch an mich wird, mache ich mir auch das Leben schön schwer. Also habe ich den anderen Weg gewählt: Ich habe getan, was für mich möglich war, und wenn das nicht zu den Ergebnissen geführt hat, die ich mir gewünscht hatte, habe ich etwas anderes ausprobiert. Meine spirituellen Lehrer sagen: „Du kannst alles tun, es gibt nichts Verkehrtes, nur funktioniert es am besten, wenn du es bewusst tust."

In diesem Sinne: Jetzt und hier schreibe ich ein Buch darüber – und vielleicht werde ich mir dabei noch bewusster über weitere Punkte.

DARF ICH EINFACH EIN ORGAN ABGEBEN?

Das war eine Frage, die ich mir gestellt habe. Wie vielleicht schon zu erkennen war, habe ich eine Grundhaltung, in der alle Krankheiten möglichst ganzheitlich behandelt werden, mit möglichst wenig körperlichen Eingriffen, sondern eher, indem die Balance wieder hergestellt wird, die – aus welchen Gründen auch immer – verloren gegangen ist.

Die Schulmedizin ist da oft viel rabiater: Wenn eine Frau keinen Kinderwunsch hat, dann braucht sie auch keine Gebärmutter mehr, also raus damit, wenn's irgendwelche Probleme gibt. Das hat der Gebärmutterentfernung ihren schlechten Ruf als unnötige OP eingebracht.

Für mich gab es eine Balance zwischen

- Gebärmutter behalten und
- Druck/Spannung aushalten, die das Myom verursacht.

Lange Zeit hatte ich den Wert für „Gebärmutter behalten" höher gesetzt, und es fühlte sich wie eine Art Tabu an, sie einfach abzugeben, ohne dass es zwingend medizinisch notwendig war. Dafür empfand ich noch nicht „genügend" Leid.

Wie subjektiv „Leid" ist, hat mir mein Chiropraktiker auf beeindruckende Weise gezeigt. Für ihn war es ganz klar, dass ich schon lange über der Grenze war.

Es gibt dafür so einen bildhaften Vergleich. Ein Frosch, der in kochendes Wasser geworfen wird, hüpft sofort wieder raus und rettet so sein Leben. Ein Frosch, der in kaltes Wasser gesetzt wird, das dann langsam zum Kochen gebracht wird, stirbt.

So ähnlich ist es vielleicht auch bei mir gelaufen: Ich habe das Ausmaß des Leids gar nicht bewusst wahrgenommen, da es langsam entstanden ist.

Die zweite Komponente von Leid – und ich glaube, das trifft auf viele Frauen zu – ist der Wert „Ist es noch auszuhalten?" Ich bin Meisterin darin, Situationen auszuhalten, die schmerzhaft, belastend, anstrengend usw. sind. Ein Teil in mir ist stolz darauf, so viel Kraft zu haben, und erlebt das als Stärke. Ein Teil hofft vielleicht darauf, dass irgendwann der große Dank, die große Belohnung kommt.

In vieler Hinsicht werden wir als Frauen dazu erzogen: Es gilt als eine Tugend der Frau belastbar zu sein. Natürlich ist das eine Fähigkeit, die sehr nützlich sein kann, z.B. dabei, Kinder zu kriegen und aufzuziehen.

Was ich nicht so gut gelernt habe, ist das Hinterfragen: Lohnt es sich? Wenn ich z.B. alle beteiligten Stimmen in mir (z.B. stellvertretend für meine Eltern, mein Partner, die möglichen Kinder) frage: Wollen die überhaupt, dass ich mich aufopfere?

In dem Sinne habe ich mich auch gefragt: Wenn ich es mir zehn Jahre nicht gelungen ist, das Myom auf alternativmedizinischem Weg wieder wegzubekommen, ist es weiteres Warten, Hoffen und Leiden wert, die Gebärmutter um jeden Preis zu behalten? Die Antwort war nicht so schwer zu finden.

Ein wichtiger Schritt dabei war, mir einzugestehen, dass ich gescheitert bin. Scheitern war lange für mich etwas ganz Hässliches und ich habe viel getan, um es zu vermeiden. Ein Teil von mir hätte es am liebsten ignoriert und deshalb hat es vermutlich auch so lange gedauert, bis ich mich nach wiederholtem Scheitern der anderen Behandlungen zu einer Gebärmutterentfernung entschlossen habe. Scheitern ist immer noch nicht meine Lieblingsbeschäftigung, doch ich habe dazugelernt. Statt Scheitern um jeden Preis zu vermeiden und damit einige Möglichkeiten im Leben nicht ausprobieren zu können, weil sie zu riskant sind, habe ich gelernt, mit Würde zu scheitern und die damit verbundenen Gefühle anzuerkennen. – Und schon sind sie meistens gar nicht so wild und gehen wieder vorbei. Ein Bekannter von mir hat es schön zusammengefasst: „Aufstehen, Krone richten, weitergehen!"

Mir hat es geholfen, dass meine Freundinnen und Freunde meine Entscheidung unterstützt haben.

ENTSCHEIDUNGSKRITERIEN

Es gibt viele Kriterien Gesundheit zu definieren und zu entscheiden, wann ein Eingriff notwendig ist.

Für mich ist die Idee grundlegend, dass mein Körper mit meinem Geist, meiner Seele und meinen Gefühlen zusammen eine Einheit ist und demensprechend jedes Element das andere unterstützt. Das bedeutet auch, dass jedes Element wichtig ist und ich nicht davon ausgehe, dass ein Element „einfach so" krank wird, sondern es Zusammenhänge gibt.

Daher weiß ich auch, dass jeder Eingriff eine Bedeutung für jeden anderen Teil meines Systems hat. Mir ist die Balance zwischen allen wichtig.

Ich habe mir die folgenden Fragen gestellt:

> Welche Belastungen gibt es?
> Wie stark sind die Beschwerden auf einer Skala von 1-10?
> Wie relevant sind die Beschwerden für den Alltag, für das eigene Leben?
> Gibt es alternative Behandlungen? Was kosten sie und übernimmt die Krankenkasse die Kosten?
> Bin ich bereit, sie zu probieren?
> Habe ich meinen Kinderwunsch gut abgeschlossen?
> Welche Belastung könnte das für mich sein, keine Kinder mehr bekommen zu können?
> Wie viel Angst habe ich vor OPs und kann ich lernen, damit umzugehen? Was brauche ich dafür? (Infos, Begleitung, Trauma-Auflösung)

KEINE KINDER MEHR – ENDGÜLTIG

Ich war 43 Jahre alt, als ich mir die Gebärmutter entfernen ließ, und sie hatte ein ca. 12 cm großes Myom. Die Wahrscheinlichkeit, ein Kind zu bekommen, war also sowieso sehr, sehr gering. Trotzdem war es mir wichtig, ganz bewusst davon Abschied zu nehmen, dass ich je Kinder bekommen würde. Die Entscheidung, keine Schwangerschaft mehr anzustreben, war schon vorher gefallen. Aber trotzdem hat eine Gebärmutterentfernung etwas noch viel Endgültigeres. Mir war wichtig, damit wirklich im Frieden zu sein.

Ich glaube, dass jede Frau, die keine Kinder geboren hat, mit der Frage der Fruchtbarkeit bewusst oder unbewusst beschäftigt ist, bis diese wirklich vorbei ist. Gerade was das Thema Kinderkriegen angeht, gibt es emotionale und rationale, unbewusste und bewusste Anteile.

Ich habe in meinem Leben beides gehabt: Ich habe mir zu bestimmten Zeitpunkten ein Kind gewünscht, ja sogar geplant, und zu anderen Zeitpunkten habe ich gedacht, dass ich keine Kinder in meinem Leben möchte.

Fakt ist, das ich keine Kinder bekommen habe und zuletzt selbst entschieden habe, dass ich zu alt dafür bin und mein Körper (meiner Beobachtung nach) nicht will. Dazu habe ich ein Ritual mit meinem Mann gemacht, denn auch ihn betrifft so eine Entscheidung ja tief.

Auch unter Frauen habe ich Verbündete für den Abschied vom Muttersein gefunden bei ebenfalls kinderlosen Frauen.

Ich weiß, dass ich etwas Schönes und Großartiges im Leben nicht erfahren habe und darüber kann ich trauern. Ich kann mich gleichzeitig darüber freuen, was alles stattdessen in meinem Leben stattgefunden hat, das vielleicht nur so möglich war.

Letztlich hat mich das Thema „Kinder" stärker mit dem Bewusstsein verbunden, dass nicht alles in meiner Hand liegt, sonders dass es so etwas wie ein Schicksal gibt, das manchmal für uns entscheidet. Egal wie sehr ich mich ausrichte, mental, praktisch und spirituell ein Ziel anstrebe: Nicht immer erreiche ich es.

Dadurch, dass ich das immer wieder akzeptiere und nicht als persönliches Scheitern sehe, sondern als etwas, dem ich mich hingebe, fällt es mir leicht(er). Dieser Zustand hält nicht für immer, das kenne ich auch. Wenn ich die idyllische Großfamilie meines Stiefvaters sehe, kommt durchaus Neid auf das Verpasste hoch, auf das, wie mein Leben nicht ist. Dann gibt's genau wieder die Schritte zu gehen: aufraffen, Krone richten, weitergehen.

VORBEREITUNG

Für mich ist es so: Je besser ich mich innerlich vorbereite, desto einfacher ist die Ausführung, egal bei was. Wenn ich bewusste Entscheidungen getroffen habe, kann ich mit den Ergebnissen der Ausführung gut leben, auch wenn sie anders sind als geplant. Ein Element von Zufall gehört natürlich dazu, doch ich möchte bewusst dort entscheiden, wo ich entscheiden kann.

RECHERCHE

Entgegen meinen Gewohnheiten habe ich erstaunlich wenig vorher im Internet recherchiert. Mein Gefühl sagte mir, dass die Experten im Krankenhaus sitzen und ich diesen Experten vertrauen möchte, deswegen hatte ich mir ja ein gutes Krankenhaus ausgesucht.

Die Idee, selber besser zu wissen, was gut ist, und das dann den Ärzten um die Ohren zu hauen, hat mir gar nicht gefallen, denn dann wäre das Vertrauensverhältnis ja gleich gestört.

Erst als die Aufnahme im Krankenhaus nur noch ein paar Tage entfernt war, begann ich mehr zu suchen. Ich fand kaum längere Berichte von Betroffenen, und auf den medizinisch orientierten Webseiten wurde nur das Medizinische erklärt.

KRANKENHAUS AUSWÄHLEN

Ich habe ein Krankenhaus gewählt, das anthroposophisch ausgerichtet ist, jedoch auch eine große Abteilung für diese Art von Eingriff hat und viel Erfahrung damit. Mir ging es dabei weniger um die Anthroposophie als darum, dass es ein ganzheitliches Menschenbild bei den Ärzten und Krankenschwestern gibt und sie offen für Alternativmedizin sind.

Nach meiner Wahl haben mir viele Menschen weitere gute Dinge über dieses Krankenhaus erzählt und das hat mich sehr bestärkt.

Für mich waren die Kriterien:

- Offenheit für Alternativmedizin bzw. deren Einsatz, wo immer das möglich ist.
- Atmosphäre im Krankenhaus

- Nah an meinem Wohnort
- Kurzfristiger OP-Termin

Wählen Sie ein Krankenhaus aus, in dem Sie sich wohlfühlen und in das Sie Vertrauen haben. Dazu können Sie vorab anrufen, eine Voruntersuchung vereinbaren, andere Menschen fragen, die dort vielleicht schon einmal waren, und natürlich im Internet recherchieren. Es gibt große Unterschiede.

Andere mögliche Kriterien:

- Wie gut können Menschen mich dort besuchen?
- Wie lange muss ich auf einen OP-Termin warten?
- Kann ich dort auch zu Vor- oder Nachsorge-Terminen gehen?
- Habe ich eine persönliche Ansprechperson dort?
- Zimmergröße: Wie viele Zimmernachbarinnen werde ich haben?
- Kann ich eine Zimmergröße (ggf. gegen Zuzahlung) wählen?

VERSCHIEDENE OPERATIONSTECHNIKEN ZUR ENTFERNUNG DER GEBÄRMUTTER

Die moderne Medizin verändert die Operationstechniken immer wieder. Ich bin keine Medizinerin und werde die Techniken daher nicht ausführlich beschreiben. Lassen Sie sich auf alle Fälle beraten und informieren Sie sich selber. Auch eine Zweitmeinung ist zu empfehlen!

Für meine OP war relevant, dass das Myom schon auf 12 cm angewachsen und daher die Gebärmutter ebenfalls sehr groß geworden war. In diesem Fall ist ein Bauchschnitt am einfachsten. Dieser entspricht einem Kaiserschnitt, was die äußeren Verletzungen angeht. Er hinterlässt auch die größte Narbe von allen Techniken.

Hier eine kurze Beschreibung der jeweiligen Technik. Bitte informieren Sie sich zu den Vor- und Nachteilen ausführlich. Sollte eine Klinik die laparoskopische Technik gar nicht anbieten, könnte die Klinik insgesamt etwas altmodisch sein. Hören Sie auf alle Fälle genau hin, warum bestimmte Verfahren bevorzugt werden und andere nicht. Im Internet können Sie sehr viel zu den einzelnen Verfahren finden bis hin zu Videoaufnahmen einer OP.

1. VAGINALE HYSTEREKTOMIE

Hierbei wird die Gebärmutter durch die Vagina entfernt. Auf jeden Fall wird dabei der Gebärmutterhals mit entfernt. Diese Technik ist nur möglich, wenn die Gebärmutter nicht zu groß ist (z.B. durch Myome). Sie funktioniert besser, wenn die Vagina durch Geburten schon ein einmal gedehnt wurde.

Die Heilung ist schneller als bei einem Bauchschnitt.

2. LAPAROSKOPISCHE HYSTEREKTOMIE

Dabei werden die Instrumente durch fingernagelgroße Schnitte auf Höhe des Bauchnabels unter die Bauchdecke eingeführt. Dieses Verfahren ist eine Art erweiterte Bauchspiegelung.

Entweder wird dieses Verfahren genutzt, um die Entfernung durch die Vagina zu unterstützen

(LAVH – laparoskopisch assistierte vaginale Hysterektomie, vaginal assistierte laparoskopische Hysterektomie), oder als alleiniges Verfahren (LASH – laparoskopische suprazervikale Hysterektomie). Falls Sie sich fragen, wie die Gebärmutter durch diese kleinen Schnitte nach außen gelangt: Sie wird im Körper zerkleinert und dann in Stücken aus dem Körper transportiert. – Aber das wollten Sie vielleicht gar nicht so genau wissen, oder? Mir gruselte es jedenfalls ein wenig bei der Vorstellung, ich bin aus gutem Grund nicht Chirurgin geworden. ☺

Beide Verfahren sind nur möglich, wenn die Instrumente Platz haben um bewegt zu werden. In meinem Fall sagten die behandelnden Ärzte im Krankenhaus, dass die Gebärmutter durch das Myom so weit nach oben gedrückt sei, dass die Instrumente nicht genügend Platz gehabt hätten. Andere Ärzte sähen das vielleicht anders.

Der Gebärmutterhals wird bei dieser OP erhalten.
Diese OP hat die kürzesten Heilungszeiten.

3. ABDOMINALE HYSTEREKTOMIE

Der Bauchschnitt: Er braucht die längste Zeit um zu heilen und bringt den größten Blutverlust mit sich. Er gibt dem Chirurgen jedoch den besten Einblick in den Bauchraum. Es gibt beide Möglichkeiten: Den Gebärmutterhals zu behalten oder mit herauszunehmen.

NACH DER OP:
... UND DANN HAB ICH DA EIN LOCH?

Egal wie die Gebärmutter herausgenommen wird, bleibt die Frage: Wie sieht es denn anschließend in meinem Bauch aus? Ist dann da ein Loch?

Kurz gesagt: Der Darm schnappt sich den freien Platz und die „losen Enden" (die Bänder, die früher die Gebärmutter gehalten haben, und die Eileiter, die von der Gebärmutter zu den Eierstöcken gelaufen sind) werden am Ende des Vaginalkanals festgenäht – fertig.

Für mich war es wichtig, ein neues Bild zu bekommen, wie alles zusammenhängt, und ich habe es mir wie eine Patchworkdecke vorgestellt: Es werden an bestimmten Stellen nun andere Stücke Stoff aufgenäht, bzw. andere

Nähte genäht. Mir hat es großen Spaß gemacht, dass ich so ein lebendiges und freundliches Bild hatte.

Was ebenfalls noch wichtig ist, aber mir vorher klar war: Der Vaginalkanal bleibt am Ende genau gleich und auch die Form der Vagina. Der Teil, den der Mann beim Sex spürt, ändert sich nicht. Da auch nichts an der Umgebung geändert wird, verändert sich das Gefühl bei der Penetration ebenfalls nicht und der G-Punkt bleibt weiterhin empfindungsfähig.

Je nachdem, ob Sie sich für eine Entfernung des Gebärmutterhalses oder dagegen entscheiden, gibt es dort eine Stelle weniger, an der Sie Empfindungen haben können.

Die Eierstöcke bleiben bei einem normalen Verlauf der OP erhalten. Sie werden vor der OP von zwei Seiten mit Blut versorgt: von der Gebärmutter und von der Rückenseite. Die Blutzufuhr von der Gebärmutter gibt es anschließend nicht mehr, und daher kann es 1-2 Monate lang zu Hormonschwankungen kommen. Danach ist die Hormonproduktion wieder auf ähnlichem Level wie vorher.

Allerdings – und das ist auch wichtig zu sagen, um wirklich rundum vorbereitet in die OP zu gehen: Es kann während der OP neue

Erkenntnisse geben, die den OP-Plan ändern. Dazu gehören Verwachsungen oder auch weitere Geschwüre, die entdeckt werden. Dann kann es sein, dass mehr herausgenommen wird oder anders operiert wird als geplant.

MIT ODER OHNE GEBÄRMUTTERHALS?

Diese Frage stellt sich bei der Entfernung der Gebärmutter. Bei der Entfernung durch die Vagina ist es gar nicht möglich, den Gebärmutterhals zu erhalten. Da diese Technik jedoch in meinem Fall nicht zur Wahl stand, musste ich mir die Frage stellen.

Ich habe mich nach einigen Überlegungen dafür entschieden, den Gebärmutterhals mit entfernen zu lassen. Ich hatte bei meinen Recherchen im Internet immer wieder die Annahme gefunden, dass am Gebärmutterhals viele Muskeln des Beckenbodens verankert seien, das wäre für mich ein guter Grund gewesen ihn zu behalten. Dem haben meine behandelnden Ärzte jedoch klar widersprochen.

Ein weiterer möglicher Grund ihn zu behalten ist die sexuelle Empfindsamkeit, die insbesondere an dieser Stelle auftritt und für eine ganz spezielle Art von Orgasmen verantwortlich sein soll (uterine Orgasmen).

Dann habe ich überlegt, ob ich emotional einen Teil der Gebärmutter wie ein Souvenir behalten möchte, oder ob es möglicherweise schöner aussieht.

Das alles hat sich für mich aber nicht stimmig angefühlt. Mein Hauptgefühl war, dass ich einen toten Rest von einem ganzen Organ dort lasse, der sich dann wie ein Geist anfühlt, nicht ganz da, nicht ganz weg.

Praktisch spricht auch noch gegen das Erhalten des Gebärmutterhalses, dass er, obwohl er nur der Rest eines Organs ist, weiterhin Krebsvorsorge braucht, und dort Veränderungen auftreten können.

Für Frauen mit kurzem Vaginalkanal ist es ein Argument für die Entfernung des Gebärmuttermunds, wenn sie bis dahin immer wieder Schmerzen beim Sex hatten, wenn der Mann fest stößt.

VORBEREITUNGEN

5-7 WOCHEN VOR DER OP

In diesem Kapitel habe ich alle Dinge zusammengetragen, die ich in diesem Zeitraum erledigt habe, weil sie etwas Zeit brauchen, wie z.B. Einkäufe von der Packliste. Manche können später gar nicht mehr gemacht werden, etwa eine Eigenblutspende, weil der Abstand zur OP nicht groß genug ist.

FACHÄRZTIN

Meistens geht der Impuls zu einer Gebärmutterentfernung von der Gynäkologin oder dem Gynäkologen aus. Sollte es in Ihrem Fall jedoch anders sein, müssen Sie trotzdem die Ärztin ihres Vertrauens auf Ihrer Seite haben. Laut Statistik ist es eher so, dass viele Gebärmütter zu leichtfertig entfernt werden – nach dem Motto „Wenn Sie kein Kind mehr wollen, brauchen Sie die ja nicht mehr." Umgekehrt kann es natürlich sein, das Ihr Arzt die OP für keine gute Idee hält. Hören Sie sich an, was er zu sagen hat, und lesen Sie dieses Buch sorgfältig. Eine Gebärmutterentfernung ist ein großer Eingriff in Ihren Körper und es dauert eine ganze Weile, bis Sie wieder fit sind.

Falls Sie das Gefühl haben, dass Ihr Arzt im Unrecht ist mit seiner Ablehnung, dürfen Sie sich eine zweite Meinung einholen. Das ist ein großer Vorteil des deutschen Gesundheitssystems und keine Selbstverständlichkeit! Auf alle Fälle brauchen Sie Zeit dafür. Es gibt auch in manchen Krankenhäusern selber die Möglichkeit für Voruntersuchungen. Das ist eine gute Möglichkeit die Atmosphäre und die Ärzte dort kennenzulernen.

EIGENBLUTSPENDE? VERPASST!

Grundsätzlich ist es möglich, das eigene Blut vorher zu spenden und bei Bedarf in der OP zu bekommen. Das hat mir niemand vorher gesagt und ich hätte es gerne gewusst. Ich möchte natürlich gerne auf jeden Fall überleben, notfalls auch mit fremden Blut. Aber wenn sich das zusätzliche Risiko einer Fremdblutkonserve vermeiden lässt? Da Eigenblutspenden nur 5-7 Wochen haltbar sind, braucht es eine gute Planung. So eine Spende ist natürlich nur sinnvoll, wenn man gesund ist und nicht sowieso schon unter Blutarmut leidet.

KRANKENHAUS-PACKLISTE

Für einen Krankenhaus-Aufenthalt zu packen ist anders als für eine Reise! Das war mir schon klar.

Auf den Webseiten der Krankenhäuser fand ich keine Liste, was ich mitbringen soll. Also habe ich gegoogelt und überlegt. Ich habe das sehr frühzeitig gemacht, um Zeit zu haben ggf. noch Dinge zu kaufen oder auszuprobieren.

Ich bin dabei nach folgenden Prinzipien vorgegangen:

> Wohlfühlen geht über Schönheit.
> Wertvolle Dinge zu Hause lassen, wenn sie nicht unmittelbar zum Wohlfühlen beitragen.
> Für einen reichlichen Vorrat an leichter Unterhaltung (Lesen, Hören, Gucken) sorgen.

Schönheit: Obwohl ich sonst gerne ein wenig Schmuck trage, habe ich das im Krankenhaus ganz gelassen – bis auf den Ehering. Für die OP muss alles ab, das ist besonders für Piercing-Trägerinnen wichtig vorher zu wissen.

Ich schminke mich auch sonst selten, daher war es keine Frage, wie viel bzw. ob ich Make-Up mitnehmen würde.

Das heißt aber nicht, das ich nicht eitel bin: Am Tag vor der Einweisung bin ich zum Frisör gegangen. Wie eine Freundin so süß sagte: „Du willst ja gut aussehen, das motiviert die Ärzte dich gut zu operieren." Das stimmt (hoffentlich) natürlich nicht, aber ich wollte nicht wie eine Vogelscheuche aussehen.

Klar war auch, dass ich bei meiner Kleidung sehr auf Bequemlichkeit achten würde, und so habe ich noch ein paar passende Stücke vor dem Krankenhaus-Aufenthalt gekauft.

Wer gerne Nagellack trägt, sollte Nagellackentferner mitnehmen: Zur OP muss auch der Nagellack ab!

Ein grundsätzliches Ding: Ich vermutete, dass ich eine Narbe quer über den Bauch haben würde. Da sollte nichts drauf drücken, also brauchte ich Hosen mit weichen Bünden, sogar weicher als ein Jogginganzug. Das gibt es bei Yogahosen oder auch Schwangerschaftshosen. Bei den Unterhosen war das natürlich besonders wichtig.

Ein Tipp: falls Sie eine Narbe bekommen, sitzt diese sehr tief, daher funktionieren Hosen mit hohen Bündchen gut, auch gerade Unterhosen.

Nachthemden und weit fallende Kleider fand ich eine gute Idee, dann gibt es keine kalte Ritze.

Viele andere Patientinnen hatten Haus- oder Jogginganzüge an. Ich fand die für die Narbe auf dem Bauch nicht so prima – es sind dort zu viele Abschlüsse: der Bund der Hose, der Saum der Jacke, der vielleicht scheuert. Probieren Sie es selbst vorher einmal „trocken" aus.

Bei den Schuhen wollte ich unbedingt ein Paar zum Reinschlüpfen haben, da ich vermutete, dass ich mich wahrscheinlich in den ersten Tagen nicht zu den Füßen bücken mögen würde. Die wunderbar hässlichen Croques eignen sich da ganz hervorragend.

Ich brauche auch immer warme Socken, und habe mir extra 3 Paare vorher stricken lassen. Auch diese dürfen gerne weit und bequem sein

– keine Wandersocken, die auf den Millimeter genau am Fuß sitzen.

Ein warmer, langer und leichter Bademantel aus Fleece hat mir für die ersten Ausfahrten im Rollstuhl nach draußen sehr gut getan. Für drinnen ist eine Strickjacke gut.

Ich habe extra Wechselsachen mitgenommen für den Fall, dass ich überdurchschnittlich viel schwitze. Eine OP ist ja viel Stress für den Körper und das kann verstärktes Schwitzen auslösen, dann fühlen sich frische Sachen besonders gut an.

Wichtig war mir auch mich waschen zu können, wenn ich nicht duschen darf, also habe ich ein paar Waschlappen aus Mikrofaser mitgenommen. Mikrofaser deshalb, weil sie schneller trocknet und nicht stinkt wie Baumwolle, wenn die zu langsam trocknet.

Bedenken Sie beim Packen, dass es im Bad meistens nur sehr wenig Platz für persönliche Dinge gibt, und z.B. ein Kulturbeutel zum Hängen leichter unterzubringen ist als einer zum Stellen.

Auch eigene Handtücher muss man mitbringen, das vergessen viele Menschen gerne, weil ja sonst alles gestellt wird – wie im Hotel. Den

Fön hab ich deswegen auch gleich vergessen und musste ihn mir nachbringen lassen.

Zur Menge: Ich habe lieber etwas zu viel mitgenommen. Ich weiß, dass ich gerne etwas Auswahl habe und das ist ein Luxus, der auch im Krankenhaus leicht zu haben ist. Falls Sie nicht sicher wissen, ob Ihnen jemand notfalls zwischendurch etwas wäscht, nehmen Sie lieber zu viel mit. Was sich auch noch lohnen kann, sind ein paar Drahtbügel. Es sind in den Schränken oft nur wenige Bügel vorhanden, und Drahtbügel passen ein paar mehr in den Schrank.

Bringen Sie ihre Sachen lieber in einem Koffer oder einem festen Trolley mit als in einer losen Tasche, denn auch das muss im Krankenhaus-Zimmer seinen Platz finden, und eine zerknüllte Tasche liegt schnell im Weg. Alternativ kann natürlich auch Ihre Begleitung den Koffer und überflüssige Dinge wieder mit nach Hause nehmen.

Fürs eigene Wohlgefühl habe ich Ohrstöpsel und einen iPod mitgenommen. Vielleicht schnarcht die Zimmernachbarin, vielleicht stört nur der Lärm auf dem Flur.

Auf den iPod habe ich verschiedene Meditationen und sogenannten „White Noise" wie z.B. Meeresrauschen oder Vogelgezwitscher gespielt. So konnte ich wählen, ob ich es lieber still hätte (Ohrstöpsel) oder etwas anderes. Auch eine Schlafmaske hilft mir abzuschalten, während rundum noch das Leben tobt.

Hier meine Liste:

- Croques – leicht und gut zum Reinschlüpfen
- Bademantel – möglichst leicht und lang
- Kleider – ohne Gürtel, weich fallend
- Strickjacke
- 3x Jazzpants, Jogginghosen oder Leggings
- 2 Schlafanzughosen und T-Shirts
  oder Nachthemden
- 3x Wollsocken – warm
- Normale Socken
- 9x Unterwäsche

- 2 Waschlappen
- Handtuch
- zusätzliches großes Handtuch oder
  Badematte (warum wird später erklärt)
- Fön
- Ohrstöpsel
- Schlafmaske
- Block und Stift

- Portemonnaie
- Kulturbeutel

Technik:
- Mobiltelefon + Ladekabel
- Laptop + Ladekabel
- iPad + Ladekabel
- iPod + Ladekabel
- Kopfhörer

Überlegen:
- Feuchtes Klopapier
- Buch/eBook-Reader/Filme/Hörbücher

Noch ein Wort zu Wertsachen: Ich hatte meine volle technische Ausstattung dabei und mir hat das gut getan. Ich konnte auf dem Laptop Filme gucken und beginnen, dieses Buch zu schreiben. Das iPad war super zum Lesen und das Telefon zum In-Verbindung-Bleiben.

In meinem Krankenhaus gab es einen abschließbaren Teil beim Schrank, den ich nur ab und zu genutzt habe. Zu Absicherung für den Computer lohnt es sich, ein aktuelles Backup zu haben und eine Diebstahlversicherung. Beim

Geld dagegen hab ich minimiert und nur ganz wenig mitgenommen.

WAS VERURSACHT BLÄHUNGEN BEI MIR?

Ein weiterer Punkt der Vorbereitung scheint mir wichtig, den ich vorher nicht wusste.

Prüfen Sie eine Weile, was bei Ihnen Blähungen vorursacht. Es gibt einige Nahrungsmittel, die gemeinhin als blähend beschrieben werden, doch das sind nur allgemeine Werte, und wenn Sie nach der OP das alles vermeiden, werden sie wenig frisches Gemüse oder Obst essen.

Nach der OP muss sich der Darm neu sortieren (später dazu mehr) und Sie können ihn dabei unterstützen, indem Sie wenig Blähendes essen. Achten Sie dabei auf ihre eigenen Erfahrungen.

Ich habe mich nach ein paar Tagen nicht mehr an die Ratschläge gehalten, da mir mein Apfel morgens wichtig war und ich ab und zu frisches Gemüse wollte.

Dann kommt der zweite Teil der Empfehlung: Finden Sie vorher heraus, was Ihnen bei Blähungen hilft. Im Krankenhaus wurde immer Fenchel-Kümmel-Anis-Tee empfohlen und den habe ich literweise getrunken. Ich fand ihn ganz lecker, aber Blähungen hatte ich trotzdem noch.

EINE WOCHE VOR DER OP

Hier finden Sie eine Liste der Dinge, die spätestens 1 Woche vor dem Krankenhaus-Aufenthalt erledigt sein sollten. Sie können natürlich auch früher erledigt werden.

KEIN ASPIRIN UND KEINE BLUTVERDÜNNENDEN MITTEL MEHR

Eine Woche vor der OP dürfen Sie keine blutverdünnenden Mittel mehr nehmen, und dazu gehört auch Aspirin. Sollten Sie Zweifel haben, ob Sie etwas nehmen können, fragen Sie lieber den Arzt. Auf solche Mittel zu verzichten ist wirklich sinnvoll: Wenn das Blut dünnflüssiger ist, verlieren Sie bei der OP mehr davon, und das ist keine gute Idee!

UNTERLAGEN/GESPRÄCH MIT DEM PARTNER BZW. DER FAMILIE

Auch hier gilt der Grundsatz für mich: Gründlich und klar vorher darüber nachdenken schafft (innere) Sicherheit. In dem Moment, wo ich darauf vorbereitet bin, dass auch etwas schiefgehen kann oder die OP nicht wie geplant verläuft, bin ich innerlich entspannter. Natürlich wünsche ich mir das nicht und plane es nicht bereits ein, indem ich darüber spreche. Für mich ist es so, dass ich lieber darüber spreche, damit das Universum über meinen Wunsch informiert ist, aber auch über mein Einverständnis mit dem, was kommen mag.

Ich hatte zum Zeitpunkt der OP keine Patientenerklärung und wusste also, dass mein Mann im Zweifel gefragt werden würde. Also habe ich ihm meine Präferenzen bezüglich Fremdblutkonserven, lebenserhaltenden Maßnahmen usw. mitgeteilt.

Das war kein leichtes Gespräch, da er es emotional schwer fand, sich die Szenarien auch nur vorzustellen, und eigentlich lieber gar nicht darüber nachdenken wollte.

Für mich war es nicht so wild, ich konnte da relativ nüchtern rangehen, weil ich wusste, dass solche Dinge passieren und es zum Leben dazugehört. Vermutlich hilft es mir auch, dass ich keine Angst vorm Sterben habe.

Ich habe tatsächlich auch ein aktuelles Testament angefertigt und meinem Mann gesagt, wo er es findet. Das mag vielleicht düster klingen, doch ist es einfach nur gesunder Menschenverstand. Die Tatsache, dass wir jederzeit sterben können, gehört zum Leben. Dadurch, dass wir sie verdrängen, wird viel Energie in Angst gebunden. Ein Testament ist übrigens gültig, wenn es komplett handschriftlich verfasst wird und mit Unterschrift (Vor- und Nachname, am besten auf jeder Seite, wenn es mehrere sind), Ort und Datum versehen ist (wer's nachlesen möchte: § 2247 Absatz 1 BGB). Ein Rechtsanwalt oder Zeugen sind nicht nötig.

VERSICHERUNGEN

Für die Aufnahme ins Krankenhaus war in meinem Fall eine Einweisung durch die Fachärztin nötig und eine Bestätigung der Krankenkasse, dass die Kosten übernommen werden. Beides ist schnell und unkompliziert zu erhalten, muss aber erledigt werden.

Außerdem könnte es sein, dass Sie noch zusätzliche Versicherungen haben, die Ihnen Chefarztbehandlung oder ein Einzelzimmer sichern. Das sollten Sie dem Krankenhaus vorher mitteilen, damit es bei der Planung berücksichtigt werden kann. Ich habe gesehen, dass meine privat versicherte Zimmernachbarin einige Vorzüge genossen hat, u.a. Chefarztbehandlung und regelmäßige Updates von derselben Ärztin. Ich habe mich auch gut behandelt gefühlt, aber immer wieder neue Ärztinnen erlebt, die natürlich nicht so genau wussten, was schon besprochen worden war und was nicht.

BESUCHSREGELN

… nämlich die, die Sie selber aufstellen! Die meisten Krankenhäuser haben inzwischen keine festen Besuchszeiten mehr. Falls Besucher stören, werden sie einfach aus dem Zimmer geschickt.

Doch viel wichtiger als das ist: Wen möchten Sie wann zu Besuch haben?

Ich habe mich auf drei Menschen beschränkt und allen anderen gesagt, dass sie mir eine

Karte schicken sollen. So hatte ich ein buntes Sammelsurium an Karten und meine Ruhe: perfekt für mich zum Heilen!

Jeder Mensch hat da seine Vorlieben. Das einzig Wichtige ist, dass Sie sich selber gut tun. Achten Sie auch darauf, nur solche Besucher einzuladen, die wirklich gerne ins Krankenhaus kommen. Es gibt viele Menschen, die sich vor Krankenhäusern sehr fürchten oder Angst vor der Konfrontation mit Krankheit haben. Sie brauchen ein feines Ohr um rauszuhören, wer zwar aus Pflichtgefühl käme, aber dann eigentlich in einer Art Angststarre verharren und eher Sie in die Rolle des Gute-Laune-Verbreiters bringen würde.

Ich bitte meine Freundinnen und Freunde nicht oft um Gefallen und wir schreiben uns meistens E-Mails, daher war es für mich wirklich etwas Besonderes, so viele Karten zu bekommen. Eine Extra-Überraschung haben sich drei Menschen einfallen lassen: Es kam nicht nur eine Karte, sondern zwei oder drei – wow!

Von einer anderen Freundin kam ein kleines Paket, wieder eine andere hat etwas mitbringen lassen. Auch ein Strauß Blumen hat meine Augen erfreut.

Wichtig ist, den Menschen vorher zu sagen, was Sie sich wünschen, so haben alle auch eine Chance sich einzustellen und z.B. eine Karte zu schicken, bevor Sie wieder aus dem Krankenhaus raus sind!

FÜR LEICHTE UNTERHALTUNG SORGEN

Ich wusste schon von diversen Flugreisen, dass ich zwar eine Menge anspruchsvoller Bücher liebe, aber während langer Flüge eher leichte Kost brauche. Daher konnte ich mir vorstellen, dass ich auch im Krankenhaus eher leichte Kost brauchen würde. Für mich funktionieren z.B. Kinderfilme, insbesondere Animationen gut als Unterhaltung. Da die Filmemacher wissen, dass in der Regel die Erwachsenen die Entscheidung treffen, ob so ein Film im Kino geguckt oder die DVD gekauft wird, sorgen sie meistens dafür, dass es – wie eine zweite Spur – auch einen etwas anspruchsvolleren Erzählstrang gibt. Sie müssen sich also nicht geistig zur 8-Jährigen machen, um solche Filme genießen zu können.

Auch Audiobücher funktionieren ganz wunderbar. Rufus Beck hat z.B. alle Harry Potter-Bücher fantastisch vorgelesen.

Natürlich können Sie auch anspruchsvolle Bücher mitnehmen und ausprobieren, ob Sie sich damit wohl fühlen und darauf konzentrieren können. Oft hat man ja einen ganzen Stapel Bücher vorrätig, die man „immer mal" lesen wollte … Insgesamt ist es leichter, eine große Auswahl von Büchern mitzunehmen, wenn Sie eBooks lesen.

Zum Lesen eignen sich auch Zeitschriften hervorragend. Sie bieten kleine Häppchen von Information und Unterhaltung an und man kann sie auch leicht wieder weglegen.

Achten Sie darauf, sich wirklich etwas Gutes zu tun und meiden Sie Zeitschriften, die Ihnen das Gefühl geben, hässlich, dick oder alt zu sein – also mehr oder weniger alle Frauenzeitschriften. In der Zeit nach der OP werden Sie vermutlich nicht nur körperlich empfindlicher sein, sondern auch seelisch. Und gerade, wenn das Selbstbewusstsein weich und empfindlich ist, brauchen Sie all diese körperfeindlichen Botschaften umso weniger.

Für mich war zum Einschlafen Meditationsmusik gut oder sogenannter „White Noise". Das sind Umgebungsgeräusche aus der Natur, z.B. das Rauschen eines Bachs, Meeresbrandung oder das Zwitschern von

Vögeln im Regenwald. Es ist weniger anstrengend für das Gehirn als Musik und schafft so etwas wie eine akustische Isolierschicht zu störenden Geräuschen, z.B. Türenklappern oder Sprechen auf dem Flur, die sie in einen Geräuschteppich einbetten und sie dadurch weniger störend wirken lassen.

TELEFON UND INTERNETVERBINDUNGEN

Manche Menschen telefonieren gerne, andere E-mailen lieber, wieder andere schicken SMS. Wenn Sie außer durch Postkarten und Briefe auch über Computer oder Handy mit Ihren Liebsten in Verbindung bleiben wollen, sollten Sie vorher prüfen, ob das Krankenhaus WLAN anbietet, und vielleicht bei einem Besuch herausfinden, wie gut das Netzwerk für Ihr Handy ist.

Ich bleibe gerne über E-Mail mit Menschen in Verbindung, mein Krankenhaus hat jedoch kein Internet für Patienten angeboten und die Netzabdeckung für meinen Mobilfunkanbieter war auch eher schlecht. Ich habe mich schnell dran gewöhnt und daraus einmal bewusst eine „E-Mail-Diät" gemacht. Auch sehr gut!

Auf alle Fälle ist es sinnvoll, vorher eine automatische Abwesenheitsantwort für Ihre E-Mail-Adresse einzurichten, wenn Sie ansonsten regelmäßig E-mailen. Vielleicht sprechen Sie auch eine Extra-Ansage auf Ihr Handy. Es kann sein, dass Sie einfach mal nicht zurückrufen **wollen**, auch wenn Sie es könnten.

VORBEREITUNG AUF DIE ZEIT NACH DEM KRANKENHAUS

Bereiten Sie am besten schon vorher die Zeit nach dem Krankenhaus vor und sorgen Sie z.B. dafür, dass Sie zu Hause versorgt werden.

Wichtige Hinweise dazu finden Sie in diesem Buch bei der Beschreibung der Zeit nach der Entlassung.

Auch ist es gut vorher zu wissen, wie Sie abgeholt werden.

DIE ZEIT IM KRANKENHAUS

AM TAG VOR DER OP

EINCHECKEN

Das Einchecken ins Krankenhaus war um 8 Uhr morgens, bei einer Anfahrt von fast einer Stunde hieß das früh aufstehen, nicht gerade meine Lieblingssache.

Es war merkwürdig, in ein Zimmer zu kommen, in dem schon eine Person liegt – zum Glück nur eine, da dieses Krankenhaus in dieser Station nur 2-Bett-Zimmer hat. Doch es war klar, dass wir ein hohes Maß an unfreiwilliger Intimität teilen würden, und daher war ich froh, dass meine Zimmernachbarin für die ersten Tage eine frech-fröhliche Frau war, etwas jünger als ich. Die Station behandelt viele Brustkrebspatientinnen, und die Vorstellung mit einer Krebspatientin in einem Zimmer zu liegen war mir unangenehm, auch wenn ich es selber etwas albern fand. Die Schwestern in diesem Krankenhaus achten jedoch darauf, wie sie die Betten vergeben, so dass es menschlich und krankheitsmäßig zusammenpasst. Das klappt natürlich nicht bei Notfällen und ist vermutlich auch nicht in jedem Krankenhaus so. Eine Freundin erzählte mir, dass sie sich abends mit dem Bett ins Wartezimmer hat schieben lassen, weil sie mit zwei 20 Jahre älteren Frauen im Zimmer lag, die beide unglaublich schnarchten. So kann's auch geschehen.

Ich habe mir bewusst einen Moment Zeit genommen, meine Zimmernachbarin zu begrüßen, und habe später den ersten Schritt getan zu erwähnen, weswegen ich hier bin. Es ging mir nicht darum, gemeinsam zu jammern (sie hatte auch etwas ganz anderes), sondern die merkwürdige Höflichkeit abzubauen, aus der vielleicht nicht gefragt wird, was los ist.

Ich habe gemerkt, dass es mir einfacher gefallen ist mitzufühlen **und** zu entspannen, nachdem ich wusste, weswegen sie hier ist, und ich nicht weiter raten bzw. spontane Fragen höflich unterdrücken musste.

Beim Essen habe ich dann doch gleich Kontakt zu einer anderen Patientin aufgenommen, die zur Behandlung von Brustkrebs im

Krankenhaus war, und meine Befürchtungen, dass es sich schlecht anfühlen würde, verflogen schnell.

Meine Eltern sind beide an Krebs gestorben, daher verbinde ich großen Respekt und traurige Erinnerungen mit dieser Krankheit. Gleichzeitig möchte ich gerne offen und präsent für den Menschen gegenüber sein. Jedoch hatte ich Angst, dass es mich überfordert, wenn ich mit meiner eigenen Geschichte so beschäftigt bin.

Ich hab in den Folgetagen immer darauf geachtet, mit wem ich wirklich zusammen im Gemeinschaftsraum sitzen wollte, oder ob ich die Gespräche gerade gar nicht hören wollte. Es gab sowohl ganz warmherzige und schöne Gespräche als auch Meckern über die Schwestern und alles andere, da bin ich dann schnell wieder in mein Zimmer gegangen.

ESSEN

Das Essen im Krankenhaus war ein eher trauriges Thema. Obwohl das Krankenhaus anthroposophisch geführt ist, war das Essen billig und mittelmäßig, ganz sicher nicht das Beste zum Gesundwerden. Es gab nur wenig

Obst und frisches Gemüse, einzig das Brot war Bio.

Morgens und abends gab es ein einfaches Büffet, das finde ich eine gute Idee, sonst muss man nämlich im Voraus angeben, was man essen will, und das wäre mir schwer gefallen.

Mittags kam das Essen auf Thermo-Tabletts, die es eine Weile warmgehalten haben. Doch es war klar, dass man besser möglichst bald isst, nachdem das Essen ankommt, da es sonst zu sehr abkühlt.

Es gab einen kleinen Patienten-Kühlschrank, daher konnten meine Besucher mir Essen mitbringen. Das habe ich gerne genutzt!

VORBEREITENDE UNTERSUCHUNGEN

Die vorbereitenden Untersuchungen waren bei mir wie ein Besuch bei der Frauenärztin: Ultraschall von Bauch und Vagina und Besprechung der OP.

Wenn Ihnen vorher immer wieder wichtige Fragen durch den Kopf gehen, ist es gut, sich eine Liste zu machen und diese als Gedächtnisstütze mitzunehmen. Ich hatte z.B. nicht gefragt, welche Medikamente ich bekomme, und war anschließend überrascht, dass ich Antibiotika verabreicht bekam.

Auch Details der Durchführung der OP können Sie hier fragen. Entweder sprechen Sie schon mit einer Ärztin, die die OP bei Ihnen durchführt, oder mit jemand, der diese OP oft (an anderen Frauen) durchgeführt hat.

Es gibt eine Blutuntersuchung, bei der u.a. die Menge Ihres Bluts bestimmt wird, und daraus ist erkennbar, ob Sie „Blutreserven" haben und bei einer OP etwas Blut verlieren können, ohne dass es kritisch wird. Auch Gerinnungswerte, verschiedene Leberwerte und Enzyme werden untersucht.

Außerdem wird der Urin untersucht.

NARKOSEVORBEREITUNGEN

Die Vorbereitungen für eine Vollnarkose sind ein bisschen beängstigend – jedenfalls für mich beim ersten Mal. Ich hatte früher schon einmal eine Vollnarkose und weiß, dass mich die ganzen Fragen eingeschüchtert haben und ich mich gefragt habe, ob ich gesund genug für eine Narkose bin. Dabei bin ich sicher schon auf der besseren Seite: Ich rauche nicht, trinke selten, nehme keine Medikamente und habe kein Übergewicht. Aber die Fragen haben mich trotzdem zweifeln lassen. Mir hat es geholfen, mir klar zu machen, dass selbst Menschen, die rauchen, schon x Medikamente nehmen und regelmäßig trinken, Vollnarkosen kriegen – sie müssen ja schließlich auch ab und zu operiert werden. Die Fragen dienen dazu, genauer einzuschätzen, wie viel und welches Narkosemittel verwendet wird. Dass Narkose eine ernste Sache ist, zeigt mir auch die Tatsache, dass es dafür einen extra Arzt gibt, der in der ganzen OP einfach nur meinen Status überwacht und das Mittel genau dosiert, so viel wie ich brauche und nicht mehr. Das unterscheidet sich übrigens von Mensch zu Mensch!

Der Narkosearzt führte vor der OP ein Gespräch mit mir, in dem er alle Fragen des Fragebogens noch einmal stellte. Zuerst war ich etwas verunsichert: Hatte ich die falschen Antworten gegeben? Waren meine Antworten so unwahrscheinlich? Ich habe mich dann jedoch entschieden es so zu deuten, dass er besonders gründlich sicherstellen wollte, dass es mir gut geht.

Zu den Vorbereitungen für die Narkose gehörte, dass ich ca. 12 Stunden vor der OP nichts mehr essen und 2 Stunden vorher auch nichts mehr trinken dufte. Außerdem ist Kaugummi nicht erlaubt, denn es würde die Magensäure-Produktion anregen. Mit diesen Maßnahmen soll verhindert werden, dass bei der künstlichen Beatmung während der Narkose Magensäure in die Speiseröhre zurückfließt und diese verätzt.

Die Frage, warum der Nagellack entfernt werden muss, hat mich so interessiert, dass ich es gegoogelt habe: Es geht darum, dass durch einen Klipper an einem Finger der Sauerstoffgehalt im Blut gemessen wird, und das geht durch den Nagellack hindurch nicht, die Lackschicht verhindert die Messung.

KLISTIER

Als Vorbereitung für die OP wurde ich am Abend vorher auch gebeten, einen kleinen Einlauf mit einem Klistier zu machen. So soll verhindert werden, dass sich der Darm während der OP spontan entleert.

In unserer Kultur sind die Funktionen des Darms leider eher ein mit Scham besetztes Thema. Die meisten von uns haben als Kind gelernt, dass alles, was mit Ausscheidungen und Kot zu tun hat, eklig und „pfui" ist. Die

Schwestern haben zwar gelernt professionell zu bleiben, gaben mir jedoch von sich aus nur sehr wenige Informationen, wie das genau zu machen ist. Ich kannte Einläufe schon und wusste daher, was zu tun ist. Falls Sie noch keine Einläufe gemacht haben, finden Sie hier ein paar ausführliche Worte darüber.

Ein Klistier ist wie ein kleiner Einlauf, statt 1,5-2 Litern Flüssigkeit oder mehr werden dabei nur 150-200 ml Flüssigkeit verwendet. Einmalklistiere sind eine Flasche aus recht weichem Plastik mit einer salzigen Lösung und einem Rohr oben drauf.

Diese Flüssigkeit drücken Sie in ihr Rektum, indem Sie das Rohr vorsichtig einführen und die Flasche zusammendrücken, bis sie leer ist. Anschließend sollen Sie die Flüssigkeit möglichst lange im Enddarm behalten und schließlich mit einer Art künstlichem Durchfall auf der Toilette ausscheiden.

Dafür gibt es einige Tipps. Sorgen Sie dafür, dass Sie ungestört im Bad sind, bitten Sie also ihre Zimmernachbarin ggf. vorher zur Toilette zu gehen.

Legen Sie die Badematte oder ein großes Handtuch (-> Packliste!) auf den Badezimmerboden und stellen Sie eine Creme oder ein Öl bereit. Es gibt zwei Positionen, die Ihnen helfen, die Flüssigkeit so lange wie möglich im Darm zu behalten:

1) Auf allen Vieren. Das geht gut, wenn Sie beweglich sind und unempfindliche Knie haben. Am besten knicken Sie die Arme ein und legen den Kopf ab.
2) Bequemer: Legen Sie sich auf die linke Seite und ziehen die Knie leicht an. So ist der Bauch entspannt.
3) Schlechter: auf dem Rücken liegend mit angewinkelten Beinen oder auf der Toilette sitzend. In diesen beiden Positionen werden Sie die Flüssigkeit wahrscheinlich weniger lange halten können.

- Um das Klistier einzuführen, cremen Sie das Rohr leicht ein und führen es mit einer leichten Drehbewegung 2-3 cm tief in Ihren After ein. Drücken Sie die Flüssigkeit langsam heraus, mit nicht zu viel Druck. Machen Sie Pausen, wenn Sie merken, dass der Darm abweisend reagiert und z.B. krampft.
- Wenn alle Flüssigkeit im Darm ist, entspannen Sie sich so gut wie möglich. Achten Sie z.B. darauf, tief und vollständig zu atmen. Je länger Sie die Flüssigkeit halten können, desto gründlicher ist die abführende Wirkung.

Machen Sie sich aber keinen Stress: Jede Dauer ist gut und das Klistier wird wirken.
- Wenn Sie die Flüssigkeit endgültig nicht mehr halten können, gehen Sie auf die Toilette und bleiben Sie dort ruhig ein wenig länger sitzen, als es zuerst notwendig erscheint. Oft rutscht noch mehr Kot aus dem Enddarm nach und kann noch ausgeschieden werden.

INTIMBEHAARUNG ADE

Wer bisher den Intimbereich nicht rasiert hatte, bekommt jetzt eine Gelegenheit es auszuprobieren. Je nach OP-Technik wird die Haut freigelegt. In meinem Fall waren verschiedene Bereiche gefragt: die Schamlippen und der gesamte Bikinibereich. Ich konnte wählen, ob ich selber rasieren oder es den Schwestern überlassen wollte. Wer bisher noch keine Erfahrung mit der Rasur hat, sollte es vielleicht vorher zu Hause selber einmal probieren. Ich fühle mich immer ein bisschen nackt, wie ein Gefriertruhen-Huhn, wenn ich ganz kahl rasiert bin, und lasse lieber ein wenig übrig. Hier war das jetzt nicht möglich, aber es wächst ja schnell genug wieder nach.

DAS BLUT SOLL FLIEßEN ...

... und nicht klumpen. Vorbereitend für die OP bekam ich am Tag vor der OP schon eine Thrombosespritze. Die soll verhindern, dass sich in den kommenden Tagen beim vielen Liegen Blutpfropfen bilden. Es ist eine kleine Spritze in den Oberarm. Die übliche Ansage „Jetzt schön entspannen!" funktioniert bei mir nur begrenzt. Ich versuche tief zu atmen und nicht hinzugucken.

IMMER SCHÖN RUHIG BLEIBEN ...

Bis zum Tag der OP wurde ich langsam immer aufgeregter. Obwohl ich gut vorbereitet war und Vertrauen hatte, war ich nervös. Ein starkes Beruhigungsmittel habe ich trotzdem abgelehnt, und stattdessen ein anthroposophisches Mittel gewählt. Es hat bei mir gut funktioniert.

AM TAG DER OP

Zusätzlich zu einer weiteren Gabe des Beruhigungsmittels bekam ich schon vor der OP zwei verschiedene Tabletten mit Schmerzmitteln, diese wirken durch die OP hindurch und sollen die Schmerzen nach der Narkose auffangen.

Das Warten am OP-Tag, wann es nun wirklich losgeht, ist nervenaufreibend. Keine OP ist zeitlich genau vorhersehbar und man bekommt Bescheid, wenn die OP davor fertig ist. Dann wurde ich mitsamt des Bettes vor den OP-Saal in eine Wartereihe geschoben und durfte dort auch noch einmal warten. Viele verschiedene Menschen in kurzer Zeit, Warten, plötzlich geht's ganz eilig weiter – das alles ist auch für normale Nerven ganz schön stressig. Bis in diese Warteschleife durfte mich mein Mann begleiten, danach ist die Tür für Begleiter verschlossen.

Vor der OP bekam ich ein schickes Nachthemd vom Krankenhaus, das hinten offen ist – wie in den schlechten Komödien, damit ich später leichter ausgezogen werden konnte. Zusätzlich gibt es einen schicken Einmalschlüpfer in der Größe XXL.

Nach der Warteschleife vor dem OP-Saal wurde ich unter warme Tücher gepackt. Das ist nicht nur reine Menschenfreundlichkeit, sondern auch medizinische Fürsorge: Es ist in Studien nachgewiesen, dass warme Menschen schneller heilen als unterkühlte. Also: genießen und gut umsorgt fühlen!

Direkt vor der OP wurde mir ein sogenannter „Zugang" auf dem Handrücken gelegt, eine Kanüle, an die ein Tropf angeschlossen werden kann, und die für die nächsten 24 Stunden oder länger im Körper blieb, um jederzeit schnell Medikamente verabreichen und ggf. den Blutverlust durch Flüssigkeit ausgleichen zu können.

Durch diesen Zugang habe ich auch eine einmalige Gabe von Antibiotika erhalten. Darüber war ich vorher nicht informiert worden, ich hatte aber auch nicht gefragt. Als ich nach der OP einen leichten Ausschlag im Gesicht und am Oberkörper bekam, wurde das auf eine Reaktion auf die Antibiotika zurückgeführt.

DIE OP

Von der OP selber habe ich nichts mitbekommen – und das ist ja genau so, wie es sein soll. Es wurden Fotos von der Gebärmutter gemacht, nachdem sie aus dem Körper genommen wurde. Andere Krankenhäuser filmen auch komplette OPs. Das wäre glaube ich zu viel für mich.

Über das Foto der Gebärmutter habe ich mich jedoch später gefreut, auch wenn ich vorher Angst hatte, dass es zu blutig für mich ist. Es ist blutig, doch ich empfand auch so etwas wie warme Verbindung zu dieser Kugel, die nun außerhalb meines Bauchs war. Sie war so friedlich und irgendwie auch schön.

Interessant ist für mich noch gewesen, dass während der OP konstant geguckt wird, wie viel Narkosemittel ich brauchte, denn das ist von Person zu Person unterschiedlich. Der Narkosearzt saß die ganze Zeit an meiner Seite und überwachte meine Werte. Ist das nicht beruhigend?

Noch bevor ich aufgewacht bin, wurde ein Katheter gelegt, damit die Blase immer schön leer ist und kein Druck auf die frisch operierten Wunden im Inneren entsteht. Außerdem ist es bequemer, da man nach der OP wahrscheinlich nicht direkt aufstehen kann und sonst immer eine Bettpfanne bräuchte.

Die OP zur Gebärmutterentfernung dauert zwischen 1-2 Stunden – wenn alles normal verläuft. Für alle Wartenden: Selbst wenn die eigentliche OP nur 2 Stunden dauert, kann es locker 4-5 Stunden dauern, bis die Patientin zurückkommt. Also: Zeit mitbringen und ruhig bleiben. Die restliche Zeit geht bei der Vorbereitung und beim Aufwachen drauf.

NACH DER OP: NARKOSE, SCHMERZEN, SCHMERZPUMPE, KATHETER

Nach der Narkose wachte ich in einem Aufwachraum auf. Auch dort dürfen nur Schwestern und Ärzte sein. Ich hatte unglaublich starke Schmerzen und war gleichzeitig sehr benebelt.

Und so hat es etwas gedauert, bis ich durch den Nebel hindurch begriffen hatte, dass ich über den Knopf in meiner Hand die Schmerzpumpe mit Opiaten selber bedienen konnte. Bis zum

Abend hatte ich mich auf ein erträgliches Level an Schmerzen eingestellt und schlief wie ein Baby ... nur gestört von der Schwester, die regelmäßig Blutdruck maß und meinen Katheter kontrollierte.

Ich hing am Tropf für Flüssigkeit, mit der der Blutverlust ausgeglichen wurde, und ab und zu gab es noch andere „Leckerlis" in den Tropf.

Mein Mann und eine Freundin hatten geduldig auf meine Rückkehr gewartet und drückten kurz meine Hand, das hat gut getan.

Die Narbe war mit einem Pflaster komplett abgeklebt.

DER TAG DANACH: AUF DIE FÜßE!

Am Tag danach sieht die Welt schon wieder ganz anders aus! Die Schwestern halfen mir beim Aufstehen und haben mich liebevoll mit einem Waschlappen gewaschen. Das war besonders angenehm, da ich bei der OP und in der Nacht viel geschwitzt hatte. Der Körper hat Stress und Schwitzen ist gut: So kommt all die Chemie schnell wieder aus dem Körper heraus.

Mein Blutdruck war bescheiden, und auch dafür ist es gut auf die Füße zu kommen, und sei es nur für 5 Schritte zum Bad.

Sobald ich wieder gehen konnte, wurde der Katheter gezogen. Das tut nicht weh, es ist nur ein etwas merkwürdiges Gefühl.

Ich hatte vorher die Illusion, dass statt der Gebärmutter jetzt ein flacher Bauch übrig bleiben würde. Weit gefehlt! Der Darm sortiert sich neu und daher hatte ich erst einmal eine Art Blähbauch. Eine Hebamme sagte mir: „Das ist wie nach einer Schwangerschaft: Auch da sortiert sich alles innen neu." Das geschieht von alleine, braucht aber gerne 2 Wochen oder mehr.

Um den Darm bei seiner Aufgabe zu unterstützen empfiehlt es sich, in diesen Tagen auf blähendes Essen zu verzichten.

DIE WOCHE IM KRANKENHAUS

Das Krankenhaus, in dem ich war, plant standardmäßig 7 Tage Aufenthalt nach der OP ein, wenn die Gebärmutter mit einem Bauchschnitt entfernt wird. Das sieht erst einmal nach einer langen Zeit aus, doch im Nachhinein ist sie viel schneller vorbeigegangen als ich gedacht hatte.

Eine Gebärmutterentfernung mit Bauchschnitt ist eine große OP und der Körper hat viel zu tun um wieder zu heilen. Ich brauchte eine Weile um innerlich anzuerkennen, dass ich jetzt meinem Körper Zeit geben musste zum Heilen und nicht einfach alles wie gewohnt machen konnte.

Sich selber diese Zeit zu geben ist wichtig für die Heilung und nicht so selbstverständlich wie es vielleicht scheint. Vielleicht schreiben Sie einmal Ihre Erwartungen an sich auf und prüfen, welche davon sie loslassen möchten.

Der Alltag im Krankenhaus ist sehr rigide geregelt: Es gibt feste Zeiten fürs Aufstehen und fürs Essen. Ich empfinde das nicht als optimal, da jeder Mensch seine eigene biologische Uhr hat und es sehr zu meinem Wohlbefinden und damit zu meiner Heilung beiträgt, meine Zeit selbst einteilen zu können. Andererseits habe ich auch Verständnis dafür, dass ein Krankenhaus gut organisiert sein muss und es einfacher ist, wenn die Zeiten aller Patientinnen angeglichen werden.

Für mich war es ein großes Geschenk, dass mein 2-Bett-Zimmer 4 Tage nach meiner OP nicht wieder belegt wurde und ich so ein Einzelzimmer hatte. So musste ich zumindest nicht auf die Bedürfnisse einer weiteren Person achten und konnte in dem kleinen Rahmen meinem Rhythmus folgen. Ich habe keine Zusatzversicherung für ein 1-Bett-Zimmer, würde aber das nächste Mal im Krankenhaus überlegen, für ein Einzelzimmer privat zuzuzahlen (wenn es möglich ist – hier war es nicht möglich).

Ich durfte gegen 7:30 aufstehen. Das ist immer noch früher als ich es mir selbst aussuchen würde, wenn ich heilen soll und nicht arbeiten muss, doch später als in vielen Krankenhäusern.

Der Vormittag ist für die sogenannte „Visite", also den Besuch des Arztes am Krankenbett und andere ärztliche Maßnahmen vorgesehen. Falls Sie gerne duschen wollen, können Sie die Schwestern nach dem Plan fragen, sie wissen meistens genau, in welchem Zimmer die Visitenrunde beginnt.

Die Visite ist auch eine gute Gelegenheit Fragen zu stellen, nach meiner Erfahrung gibt es nicht viele andere. Es kann nützlich sein, die Fragen aufzuschreiben, wenn sie einem im Laufe des Tages einfallen. Bei der Visite selbst herrscht oft eine gewisse Hektik, neben der Ärztin ist mindestens eine Schwester dabei, oft noch mehr Menschen. Das kann einschüchtern.

Falls Sie Scham empfinden: Probieren Sie, trotzdem ihre ganz persönlichen Fragen zu stellen. Es ist eine gute Übung zur Erweiterung Ihrer Komfortzone. Man schämt sich vielleicht ein, zwei oder drei Mal, aber beim fünften Mal „klappt es" vermutlich nicht mehr und Sie gewinnen mehr Freiheit in Zukunft das zu fragen, was Sie interessiert.

Um Thrombosen vorzubeugen ist es gut, so schnell wie möglich auch wieder ein wenig auf die Beine zu kommen. Doch die ersten Tage habe ich das Essen noch ans Bett bekommen, weil der Weg zum Speiseraum zu weit war – und der war nur zwei Zimmer weiter. In so einem Moment fühlte ich viel Demut: Was für ein Geschenk es ist, normalerweise einfach laufen zu können. Jetzt freute ich mich schon, überhaupt ein paar Schritte gehen zu können.

Gleichzeitig entwickelte ich viel Dankbarkeit: Wenn schon ein paar Schritte mehr gingen, ich den Dreh aus dem Bett aufzustehen immer besser drauf hatte. Für jedes Stück Beweglichkeit war ich dankbar, für jeden Schritt, den ich gehen konnte.

Trotz Bewegung gab es jeden Tag eine Thrombosespritze in den Oberarm.

Was ich zuerst nicht wusste: Die feinen Härchen in der Luftröhre schlafen nach der Vollnarkose noch etwas weiter – bis zu 48 Stunden. Das ist relevant, da sie für den Transport des Schleims zuständig sind, der sich normalerweise in kleinen Mengen in der Luftröhre befindet. Wenn diese Härchen aber ihre Arbeit nicht machen können, entsteht irgendwann ein Hustenreiz. Husten und fette Bauchnarbe: Das tut weh!

Die ersten 48 Stunden nach der OP sollen Sie auch nicht nach draußen. Die Härchen haben eine wichtige Filterfunktion für ihre Atemluft, und da sie sich noch im Tiefschlaf befinden, wäre das Risiko größer, dass Sie ungewollte Bakterien aufnehmen. Mit dem durch die OP geschwächten Immunsystem ist das keine gute Idee.

SCHMERZMITTEL

Nach 36 Stunden wurde die Schmerzpumpe entfernt, ich bekam also keine starken Schmerzmittel mehr intravenös. Die Schmerzmittel sind Opiate. Sie sorgen nicht nur dafür, dass die Schmerzen weniger stark empfunden werden, sondern sie sind auch Stimmungsaufheller: Alles erscheint etwas rosiger und das Schlafen wird einfacher. Als Nebenwirkung verursachen sie oft Verstopfung. Ich bekam anschließend für etliche Tage Novalgin 3x 40 Tropfen, d.h. die Höchstdosis.

Vielleicht finden Sie das etwas „reichlich", und auch ich möchte prinzipiell nur so wenig Medikamente wie notwendig nehmen. Was mich überzeugt hat, war die Idee dahinter: Wenn der Körper Schmerz spürt, zieht er sich zusammen, es wird mehr von dem Stresshormon Adrenalin ausgeschüttet und dadurch wird die Heilung behindert. So wenig Schmerzen wie möglich zu empfinden ist daher gerade in den ersten Tagen nach der OP sinnvoll. Seien Sie also keine „Indianerin, die keinen Schmerz kennt". Schmerz aushalten zu können ist in anderen Situationen eine Stärke, hier müssen Sie es nicht üben.

Ich habe nach ein paar Tagen ausprobiert, die Schmerzmittel in größeren Abständen zu nehmen und zu warten, bis ich auf einem niedrigen Level Schmerz empfunden habe. Auf ganz natürliche Art habe ich so die Schmerzmittel „ausgeschlichen" und kam am 5. Tag völlig ohne aus.

Was noch gut zu wissen ist: Schmerzen sind eine sehr individuelle Empfindung, d.h. es kann große Unterschiede geben. Die Ärzte bekommen in der OP einen Hinweis auf Ihr Schmerzlevel. Empfinden Sie Schmerzen stark – auch betäubt – so wird mehr Narkosemittel gebraucht. Ich hatte daher im Anschluss eine Schmerzpumpe erhalten. Meine Zimmernachbarin mit derselben OP nach mir hat keine bekommen und hatte von Anfang an deutlich weniger Schmerzen als ich.

WAS REIN KOMMT, SOLL AUCH WIEDER RAUS ...

Noch ein Bereich, in dem man sich an intime Fragen gewöhnen muss, ist die Verdauung. Die Schwestern fragten täglich, ob ich Stuhlgang hatte, bis ich stolz mit „Ja" antworten konnte. Wir haben in unserer Gesellschaft Tabus um die Basis-Körperfunktionen aufgebaut, daher ist Ihnen das vielleicht unangenehm. Die Schwestern würden Sie jedoch nicht fragen, wenn es keine medizinischen Gründe gäbe. Nach dem Klistier vor der OP und der OP selber braucht der Darm eine Weile, um wieder seinen Takt zu finden. Da der Darm ja auch direkt neben den inneren Narben in Ihrem Körper liegt, ist es gut, wenn er sich nicht verhärtet oder krampft.

Bis zu 4 Tage nach dem Klistier ist es o.k. keinen Stuhlgang zu haben, danach werden Sie ein Abführmittel erhalten und ggf. eine Klistier. Idealerweise übernimmt der Darm natürlich selber wieder die Führung und findet seinen eigenen Takt.

Für mich war es gut ein Morgenritual zu finden, das den Darm ermutigt zu entspannen und auszuscheiden. Aus meiner Erfahrung wusste ich, dass bei mir Kaffee oft einen Impuls setzt, ich aber Ruhe und ungestörte Zeit brauche, damit dieser Impuls dann auch auf der Toilette endet. Ich habe mir also früh morgens, bevor die allgemeine Hektik losging, einen Kaffee und einen Becher warmes Wasser geschnappt und mich ganz in Ruhe hingesetzt und geschlürft.

Viele Menschen haben eine Art „Stau" in öffentlichen oder fremden Räumen oder wenn die gewohnt Routine unterbrochen ist, wie z.B. bei Reisen.

TIPPS: LACHEN, HUSTEN, AUFSTEHEN, TÜREN ÖFFNEN, TREPPEN STEIGEN

Ich habe es leider erst beim Abschlussgespräch erfahren, aber es hätte sofort genützt: Beim Husten oder Lachen tut es deutlich weniger weh, wenn man sich dabei leicht zur Seite dreht. Ein zweiter Tipp ist: Den Bauch dabei ungefähr auf Höhe der Narbe festhalten, am besten einen Arm quer über den Bauch legen und gut festhalten. Bei mir hat das mit dem rechten Arm besser funktioniert als mit dem linken.

Finden Sie selber heraus, was für Sie funktioniert! Vielleicht halten Sie mit beiden

Armen den Bauch oder finden etwas ganz Neues.

Wichtig ist: forschen Sie nach den für Sie besten Wegen!

Lachen ist ebenfalls besonders am Anfang schmerzhaft, daher sollten Sie lieber nicht gerade jetzt die gute Komödie sehen oder den witzigen Comic lesen.

Aufstehen gelingt am besten, wenn Sie sich erst zur Seite drehen und dann mit dem Arm aufstützen und ggf. die Beine aus dem Bett bewegen.

Türen können eine weitere Herausforderung sein. Im Krankenhaus sind sie alle sehr leichtgängig oder per Knopfdruck zu öffnen, aber die Eingangstür zu meinem Haus ist schwer und dahinter steckt eine starke Feder, die genau in die andere Richtung arbeitet als ich. Ein Trick, der gut funktioniert: das ganze eigene Körpergewicht einsetzen, nicht nur den Arm (und damit den Bauch)!

Treppensteigen: Wenn Sie die Füße leicht nach außen drehen, ist es etwas einfacher. Vielleicht machen Sie das sowieso schon, dann gibt es keine Veränderung, sonst probieren Sie es einmal aus.

Insgesamt werden Sie bemerken, wie viele Bewegungen die Bauchmuskeln mit beanspruchen, selbst Bewegungen, die scheinbar erst einmal gar nicht mit dem Bauch zusammenhängen.

BESUCH

Mir hat Besuch gut getan und es war gleichzeitig gut, dass es nur nahe Menschen waren, denn gerade die ersten Tage ging es mir recht bescheiden.

Für mich war es schön, dass mein Mann morgens kurz zum Frühstück zu Besuch war und mir mein Spezialfrühstück zubereitet hat und dann abends noch einmal reingeschaut hat, wenn mein Tag zu Ende ging.

Dass er eine kleine Aufgabe hatte (mein Frühstück!) hat es für ihn leichter gemacht, mich zu umsorgen – ein prima Gefühl, statt hilflos zugucken zu müssen. Den Rest haben ja die Schwestern und Ärzte erledigt. Eine Freundin hat mich ganz liebevoll mit dem

Waschlappen gewaschen, auch ein super Idee. Andere Menschen können z.B. die Hände oder die Füße eincremen oder massieren. So kleine Gesten sind gut um die Fürsorge, die viele Menschen empfinden, fühlbar zu machen. Geben Sie den Menschen kleine Aufträge, egal wie klein (oder groß), so entsteht Intimität und Freundschaft. Wenn Sie sich jetzt nicht betüddeln lassen, wann dann? Lassen Sie sich Gutes tun!

PHYSIOTHERAPIE

Ich habe ein paar Stunden Physiotherapie im Krankenhaus erhalten. Das meiste davon war nicht sehr nützlich, weil es Informationen waren, die zu dem Zeitpunkt gar nicht relevant waren, so z.B. eine Aufklärung über den Beckenboden, der weder von der Operation betroffen war, noch bis zu 4 Wochen nach der OP trainiert werden sollte. Was ich aber gelernt habe: Wie langsam alles erst wieder belastbar ist, und dass am Anfang selbst kleine Aufgaben schon eine große Herausforderung sind – eine Treppe zu steigen, einen Flur entlang gehen zu können war schon ein großer Erfolg. Nach der

Entlassung ist standardmäßig keine Physiotherapie vorgesehen.

ENTLASSUNG AUS DEM KRANKENHAUS

Bevor ich aus dem Krankenhaus entlassen wurde, gab es noch einmal eine Untersuchung, und der Faden, mit dem die Wunde vernäht worden war, wurde gezogen. Ich fand die Vorstellung gruselig und hatte ein wenig Angst davor, doch die Realität war wie so oft weniger schlimm als die Vorstellung. Es ziepte ein bisschen und ich konnte fühlen, wo der Faden gerade entlanggezogen wurde. Das war in meinen Augen ein gutes Zeichen: Ich hatte ein präzises Gefühl, die Nerven waren also alle heil und lebendig.

Sie bekommen einen Bericht für den Hausarzt und die Gynäkologin mit, den sie natürlich auch selber lesen dürfen.

Nach weiteren Informationen können Sie fragen, Sie haben als Patientin einen Anspruch auf Kopien der vollständigen Krankenakte (ggf. müssen die Kopierkosten bezahlt werden) und das übrigens noch 10 Jahre lang.

EMPFEHLUNGEN

Medizinisch musste ich zwar nicht mehr behandelt werden, aber gesund war ich noch lange nicht, eher ein Pflegefall. Ich habe die folgenden Empfehlungen für die Zeit danach bekommen:

Für 6 Wochen nach der OP

- keinen Sport
- keine Sauna
- nichts, was Sie „ins Schwitzen bringt"
- kein Fahrradfahren
- keine Beckenboden-Übungen
- keine Vollbäder (Duschen ist o.k.)
- nicht mehr als 5 kg tragen
- kein Sex
- „Lassen Sie nichts in ihre Vagina!"
- keine Orgasmen
- „Nicht mit Druck ausatmen!" – das erscheint erst einmal als ein unnötiger Rat. Es bezieht sich jedoch z.B. auf das Schnauben beim Naseputzen und auf den Toilettenbesuch.

Die Narbe soll erst mit Creme oder Gel behandelt werden, wenn die Kruste von alleine abgefallen ist.

DER WEG NACH HAUSE: ABHOLEN

Ich musste das Zimmer bis 10 Uhr morgens räumen, das war eine gewisse Herausforderung, da ich erst um 12 Uhr abgeholt werden konnte. Ich habe so lange im Wartebereich der Station gewartet.

Sprechen Sie rechtzeitig ab, wer sie abholt, oder finden Sie einen Taxifahrer, der Sie nicht nur abholt, sondern auch Ihre Tasche oder Ihren Koffer zu Hause in Ihre Wohnung trägt!

DIE WOCHE DANACH

Nach einer Woche wurde ich entlassen. Das passte zwar einerseits, weil ich keine medizinische Versorgung mehr brauchte, an ein selbstständiges Leben war aber noch gar nicht zu denken. Ich durfte weder mehr als 5 kg tragen, noch konnte ich es. Alle Strecken über 200 m fühlten sich erst einmal unüberwindbar an, längeres Stehen nach einer schlechten Idee. Normale Schuhe, mit einer kleineren Standfläche als die Croques, fühlten sich gefährlich instabil an.

Auch wenn sich das alles in den nächsten 10 Tagen deutlich besserte, war ich doch betroffen, wie schwach und hilfsbedürftig ich war. Das Beste, was ich tun konnte, war zwischen Couch und Computer hin und her zu wechseln und abendliche Kleinstspaziergänge. Mein Mann hat mich gepflegt und umhegt, und das war natürlich wunderbar.

Ich wohnte im 5. Stock und deswegen haben mein Mann und mich uns in der Woche nach dem Krankenhaus und in ein ebenerdiges Ferienhaus eingemietet. So konnte ich an die frische Luft, täglich ein paar Schritte an der frischen Luft machen und schnell wieder auf die Couch.

Sorgen Sie für sich: Kann ihr Partner oder ihre Partnerin die Aufgabe übernehmen? Gibt es Freundinnen und Freunde, die für sie einkaufen, ihnen Essen vorbeibringen? Gibt es ein Tiefkühlfach, das Sie rechtzeitig vorher auffüllen können? Ansonsten gibt es Lieferdienste für Lebensmittel oder fertiges Essen – jedenfalls in der Stadt.

Wenn das alles nicht einzurichten ist: Vielleicht gibt es eine Pension mit Vollverpflegung? Vielleicht geht es Ihnen ja viel schneller wieder gut als mir, ich hätte mich jedoch in den ersten 14 Tagen nicht gut selbst versorgen können.

DIE NARBE

Die Narbe gleicht einer Narbe nach einem Kaiserschnitt. Das ist in sofern eine gute Nachricht, als dass Sie wahrscheinlich eine glückliche Mutter in ihrem Bekannten- oder Freundinnenkreis finden, die Ihnen stolz eine super verheilte Narbe zeigt, die kaum sichtbar ist. Bis dahin dauert es jedoch eine Weile, und es kommen ja auch noch innere Narben hinzu, die verheilen wollen.

Vor der Entlassung aus dem Krankenhaus wird mit Ultraschall geprüft, ob sich unter der Narbe Wasser eingelagert hat. Das war bei mir nicht der Fall, kann aber auch später passieren. Bei mir hat sich unter der Narbe eine Verhärtung gebildet, die ich mit dem Narbengel behandelt habe um sie wieder aufzulösen.

Grundsätzlich ist es möglich, dass die Narbe wieder sehr gut verheilt und kaum sichtbar ist. Dafür ist es sinnvoll, sie entsprechend den obigen Empfehlungen zu schonen, um auch die innere Heilung zu unterstützen.

Ich habe meine Narbe ab der 2. Woche nach der OP mit Wala-Narbengel behandelt. Das Gel wird dabei richtig einmassiert, nicht nur sanft auf der Oberfläche verteilt.

Später habe ich die Narbe mit Crosstapes aus der Reihe der Kinesiotapes behandelt. Das heilt nicht nur die obere Hautschicht, sondern auch das Gewebe darunter.

UND DER SEX?

6 Wochen kein Sex und kein Orgasmus, das ist eine lange Zeit!

Ich hatte das Glück Slow Sex zu kennen. Beim Slow Sex bleibt man entspannt und verteilt die Erregung, statt sie zu steigern. Außerdem geht Slow Sex davon aus, das es mehr um die sexuelle Energie als um die Erregung geht. Sexuelle Energie kann auch ohne viel körperliche Stimulation und ohne einen „normalen" Orgasmus fließen.

Auf diese Art und Weise bin ich nicht „aus der Übung" gekommen, auch wenn es keine Penetration gab.

Die Ärztin hatte es schön zusammengefasst: „Lassen Sie nichts in Ihre Vagina!" Auf

Nachfrage fügte sie hinzu: „Vermeiden Sie Orgasmen, denn durch die Hormonausschüttung werden Sie schmerzunempfindlicher und die Wahrnehmung ist verändert. Sie machen dann vielleicht Sachen, die Ihnen nicht gut tun, ohne es zu spüren."

Bei vielen Frauen zieht sich die Gebärmutter während eines Orgasmus mit Kontraktionen zusammen, sie ist ja auch ein großer Muskel und bietet sich dafür an. Nach der Entfernung kann sie sich logischerweise nicht mehr zusammenziehen, alle Muskeln des Beckenbodens drum herum aber schon, und das kann die frischen Narben belasten.

5 KG SIND NICHT BESONDERS VIEL

Mir ist in den Wochen nach der OP immer wieder aufgefallen, wie viel ich normalerweise trage. „Kleine Einkäufe" haben schnell mehr als 5 kg und mein gewohnter Tagesrucksack bringt schon einiges an Gewicht auf die Waage, ohne dass ich überhaupt einen Einkauf dort hineingepackt habe.

Hier lohnt es sich, besonders schwere Einkäufe für Getränke, Wasch- und Putzmittel schon vorher zu tätigen oder Lieferservices zu nutzen.

Mein Bauch hat mir lange noch klare Rückmeldung gegeben, wenn ich ihn zu sehr belastet habe. Es ist übrigens interessant gewesen zu fühlen, bei welchen Bewegungen die Bauchmuskeln mit eingesetzt werden.

2 MONATE NACH DER OP

In den Wochen nach der OP habe ich immer wieder Fortschritte gesehen, insgesamt hat es aber länger gedauert, als ich gerne gehabt hätte, und ich brauchte eine Extraportion Geduld. Erst etwa 7 Wochen nach der OP war ich wieder bei „normal" angelangt.

In dieser Zeit dauerte z.B. das Treppensteigen länger und manche Bewegungen lösten einen kleinen Schmerz in den Bauchmuskeln aus. Ich fühlte mich insgesamt schwächer als sonst, weniger belastbar.

SPANNEND: DAS ERSTE MAL SEX

Eine spannende Frage war natürlich: Wie würde der Sex sein? Durch eine Reise meines Mannes ergab sich ein Zeitpunkt von ziemlich genau 7 Wochen nach der OP – also etwas länger als das Krankenhaus empfohlen hatte und auch deutlich länger als die 4 Wochen, die ich in manchen Foren im Internet gefunden habe.

Für mich fühlte es sich passend an, 4 Wochen wären definitiv zu wenig gewesen.

Der Sex hat sich tatsächlich nicht verändert – wie vorhergesagt. Was sich leicht verändert hat, ist der Orgasmus. Es ist nur ein vages Gefühl: Dadurch, dass sich die Gebärmutter als großer Muskel beim Orgasmus nicht mehr mit zusammenzieht, ist das Körpergefühl etwas anders, der Orgasmus ist auf der rein körperlichen Ebene nicht ganz so weit ausgedehnt.

Auf der emotionalen Ebene gibt es eine Entspannung. Ich glaube, meine Gebärmutter mit dem Myom hat mir auf unbewusster Ebene das Signal gesendet „Etwas ist nicht in Ordnung." Und dieses Gefühl wird beim Sex berührt, da dann die Genitalien so lebendig sind.

Die Sicherheit, dass es keine Frage zu Verhütung oder Schwangerschaft mehr gibt, finde ich auch entspannend.

NIE WIEDER MENSTRUIEREN!

Dieses Gefühl ist bei mir noch nicht so ganz angekommen. Ich habe zwar alle Tampons und Binden weggeworfen, doch manchmal kommt es wie ein Gedankenblitz: Wann ist eigentlich meine nächste Menstruation? Wenn ich etwas Ausfluss habe, denke ich: „Könnte es sein, dass meine Tage zu früh kommen?" – Es wird wohl noch ein bisschen dauern, bis ich das ganz verinnerlicht habe.

Ich freue mich jedoch drüber. Es ist in vieler Hinsicht ja ungemein praktisch nicht zu menstruieren. Ich bin auch froh, dass ich meine letzte Menstruation bewusst „genossen" und gewürdigt habe.

Ich habe trotzdem meinen Zykluskalender noch weitergeführt und beobachte, ob ich typische „Menstruationsgefühle" in der Zeit der Mens habe.

KÖRPERGEFÜHL – FEHLT JETZT ETWAS?

Mein Körpergefühl ist wieder prima, nachdem die Heilung weitgehend abgeschlossen ist. Ich habe mich gefragt, ob mir die Gebärmutter fehlt, mein Bauch sich „leer" anfühlt. Das ist nicht der Fall. Mein Bauch fühlt sich etwas leichter an – und deutlich entspannter.

HORMONE?

Soweit das möglich ist, habe ich mich selbst „objektiv" beobachtet, ob ich bedingt durch Hormonschwankungen z.B. typische Wechseljahresbeschwerden habe, launischer bin, Hitzewallungen habe oder andere Veränderungen sehe. Nach meinem Empfinden (und dem meines Mannes) ist das nicht der Fall.

WAR ES DIE RICHTIGE OP-METHODE?

Einen richtigen emotionalen Piekser gab es, als ich zur Nachuntersuchung bei meiner Frauenärztin war. Ich hatte angenommen, dass sie selber nicht operiert, da sie mir schon früher einmal eine Überweisung zur OP in eine Klinik ausgeschrieben hatte. Bei diesem Besuch stellte sich aber heraus: Sie hätte doch selber operiert, und nicht nur das – sie hätte minimal-invasiv operiert.

Die Ärzte in der Klinik hatten gesagt, das sei bei der Größe des Myoms nicht möglich. Sie dagegen erwähnte, dass sie erst in der vorherigen Woche ein ähnlich großes Myom operiert hätte und die Frau nach 3 Tagen wieder so fit gewesen sei, dass sie eine Freundin zur OP gefahren hätte. Autsch! Gerade, wo ich so lange gebraucht hatte um wieder auf die Beine zu kommen. – Nicht nur das, sie ließ durchblicken, dass die OP-Methode doch etwas altmodisch wäre, aber sie wolle ja nicht über Kollegen lästern. Auch die Entfernung des Gebärmutterhalses sei keine so gute Idee.

Ich fühlte mich blöd und unnötig belastet durch eine schwere OP. Warum hatte ich nicht nachgehakt? Warum hatte sie mir das alles nicht vorher mitgeteilt? Andererseits hatte sich vor der OP und im Krankhaus alles richtig angefühlt. Warum sollte ich dieses gute Gefühl im Nachhinein entwerten?

Viel später, als ich die Kinesiotape-Behandlung begann, fand ich noch etwas Trost. Die Behandlerin, eine sehr gute Freundin, berichtete, dass bei den minimal-invasiven OPs sehr oft Verwachsungen entstehen und die Heilung zwar schneller ist, es aber häufig später Beschwerden gibt. Ich erinnerte mich, dass eine andere Freundin von monatelangen Beschwerden berichtet hatte durch das Gas, das zum Aufpumpen der Bauchdecke bei der OP verwendet wird.

Was dies letztlich nur deutlich macht: Es gibt unterschiedliche OP-Methoden und je nachdem, wen Sie fragen, werden Sie unterschiedliche Präferenzen hören. Letztlich entscheiden Sie selber, was sich für Sie am besten anfühlt, und das ist richtig. Auch wenn Sie dabei vielleicht zwischendurch ein „Gott in Weiß" irritiert, so wie meine Frauenärztin mich verunsichert hat.

SCHLUSSWORT

Sie sind am Ende dieses kleinen Büchleins angekommen. Eine Entscheidung für eine OP ist immer ein Kristallisationspunkt im Leben, eine Möglichkeit, zurück und nach vorne zu schauen.

Für mich geht das Leben jetzt mit dieser Erfahrung weiter. Die OP war gut und richtig, die Zeit des Heilens hat etwas länger als geplant gedauert und mehr Geduld gebraucht.

Ich hoffe, Sie haben gefunden, was Sie suchten: Einen Erfahrungsbericht, Hilfe für Ihre Entscheidung oder Hilfe zu verstehen, was Ihre Partnerin erwartet oder durchmacht.

Ich freue mich über Rückmeldungen jeder Art, schreiben Sie mir Ihre Gedanken und Erfahrungen an folgende Emailadresse:

julia.dahlke1970@gmail.com

Noch eine herzliche Bitte an Sie zum Schluss:

Als Selbstverlegerin freue ich mich über jede einzelne Bewertung bei Amazon, iTunes oder anderen Buchplattformen! Bitte nehmen Sie sich eine Minute Zeit für mich und für dieses Buch und hinterlassen Sie Ihre Meinung für andere Menschen.

Es grüßt Sie herzlichst

Ihr Julia Dahlke